MÉMOIRES

CONTRIBUTION A L'ÉTUDE

DES GROSSES TUMEURS

FIBRO-KYSTIQUES DE L'UTÉRUS

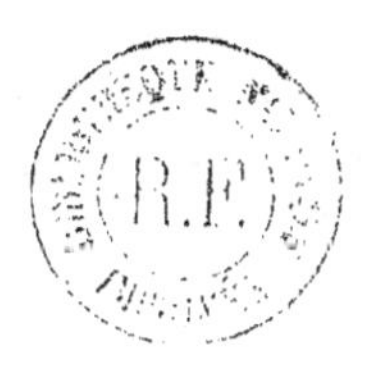

Par G. BOUILLY.

Dans sa thèse de 1880 (1), Lebec, après d'autres auteurs, a divisé les collections liquides produites dans l'épaisseur du tissu utérin en deux classes : les tumeurs *fibro-kystiques* et les *kystes vrais de l'utérus*. Il y a une telle différence dans l'aspect anatomique et dans la physionomie clinique des deux productions qu'il semble légitime de conserver cette division. Néanmoins, il est vraisemblable qu'entre les petites géodes des myomes ramollis, les collections déjà volumineuses des tumeurs dites fibro-kystiques, et les kystes utérins énormes, simulant des collections ovariennes, il n'y a qu'une différence d'évolution et de développement ; dans les premières étapes, la partie solide l'emporte encore sur la partie liquide ; plus tard celle-ci, en se développant de plus en plus, refoule et atrophie la portion solide, et à un moment le liquide est

(1) *Étude sur les tumeurs fibro-kystiques et les kystes de l'utérus*, LEBEC. Thèse de Paris, 1880.

si considérable qu'il occupe, pour ainsi dire, toute la place ; le tissu
solide se trouve réduit à une coque d'épaisséur variable, quelquefois extrêmement mince, dans laquelle l'apparence du parenchyme utérin peut avoir tout à fait disparu. Mais, quel que soit le
développement de cette partie kystique, un élément persistant ne
permet pas d'en méconnaître l'origine initiale : c'est la continuité
intime de la paroi sur une étendue plus ou moins grande avec le
tissu utérin, et la présence des éléments caractéristiques de ce
tissu dans la constitution de la poche kystique, soit sur toute sa
surface, soit en un point plus ou moins limité de cette surface et,
en particulier, à sa base au niveau de la continuité utérine. Aussi,
je conserve à ces collections le nom de *tumeurs fibro-kystiques*.

Ces grandes tumeurs liquides, auxquelles on a donné le nom de
kystes vrais de l'utérus se présentent avec un aspect variable :
tantôt elles ont l'aspect extérieur d'un énorme fibrome, avec la
couleur rougeâtre, charnue de la fibre musculaire hypertrophiée ;
elles peuvent presque simuler un utérus gravide ; tantôt, au contraire, la paroi est mince, blanchâtre, d'apparence cartilagineuse
ou fibroïde, et à première vue ressemblant à celle d'un kyste
ovarique. L'erreur est vite évitée, dès qu'on reconnaît la continuité de la tumeur avec le fond de l'utérus, l'apparence rougeâtre et charnue de la base de la tumeur à ce niveau, où le tissu
utérin existe encore et a conservé son aspect. Dans le premier
cas, ce tissu est hypertrophié en masse et régulièrement comme
autour des fibromes ; la paroi dans laquelle est renfermé le liquide
mesure de 1 à 3 centimètres d'épaisseur, et peut être assez ferme
et résistante pour que le liquide ne puisse être apprécié par la
palpation et ne donne pas lieu à la fluctuation. Le diagnostic, en
pareil cas, est presque impossible, et l'on ne saurait affirmer s'il
s'agit d'un fibrome, d'un fibrome kystique ou d'un kyste de
l'ovaire à parois épaisses. Il y a pourtant lieu de faire remarquer
en passant que dans un kyste de l'ovaire arrivé à ce degré de développement excessif, la fluctuation est, en général, facile à percevoir au moins sur une étendue plus ou moins grande de la tumeur.

Inutile d'ajouter que ces énormes tumeurs kystiques de l'utérus
ne communiquent, en aucun point, avec la cavité utérine, et qu'elles
en sont, en général, séparées par une épaisseur assez considérable,
représentée par le fond de l'utérus, augmenté de toute l'épaisseur
de la portion fibromateuse sous-jacente.

On peut concevoir toutes les variétés de siège et d'aspect, mais
je me borne à faire allusion ici aux cas que j'ai observés et que
je me contente de relater.

Nous ne savons rien sur les causes qui provoquent à un moment, dans un fibro-myome, le développement d'une collection liquide, et, à plus forte raison, sur les *causes* qui amènent, en quelque temps, la sécrétion du liquide à tel point que la tumeur prend rapidement des proportions exagérées (1).

Cette production liquide semble, en effet, se faire vite; après une période plus ou moins longue dans laquelle la malade était connue comme atteinte d'un fibrome de moyen volume, ne déterminant que peu de troubles en quelques mois le ventre se développe au point de doubler ou de tripler de volume et, en général, en un an, il a acquis un tel volume qu'il n'y a plus à penser à autre chose qu'à une ablation par la voie abdominale.

L'augmentation de volume se fait sans douleur, ni troubles, ni hémorrhagies; au bout de quelque temps, la malade est surtout gênée par l'énorme développement de l'abdomen, avec conservation ordinairement parfaite de la santé générale. Souvent l'énorme volume de l'abdomen, quelques douleurs légères, surtout indiquées au moment des règles, constituent toute la symptomatologie. D'autres fois (obs. IV) après un certain temps, la tumeur devient le point de départ de complications imflammatoires du côté du péritoine; des phénomènes graves de péritonite à répétition peuvent se déclarer et mettre la vie en danger. J'ai opéré une malade presque d'urgence dans ces conditions détestables, et j'ai pu néanmoins obtenir un succès remarquable.

La paroi de la poche semble pouvoir s'amincir tellement que soit spontanément, soit à l'occasion d'un traumatisme, elle laisse passer par une rupture dans la cavité péritonéale le liquide du kyste utérin. Une fois (obs. III), dans le cas d'une rupture spontanée, cette complication ne fut reconnue qu'au moment de l'opération et n'avait donné lieu à aucun symptôme; elle n'avait pu être soupçonnée cliniquement que par la présence d'un liquide abondant libre dans la cavité péritonéale, simulant une ascite derrière laquelle on sentait une tumeur solide. Chez une malade que j'ai observée avec mon excellent collègue Segond, la rupture se produisit après une chute sur le bord de lit; l'accident fut suivi de phénomènes péritonéaux graves et fut le point de départ d'une série de complications qui entraînèrent la mort au bout de quelques mois. La rupture du fibrome kystique put être soupçonnée de suite après la chute par la constatation certaine d'un

---

(1) Dans un cas (Observ. II), l'accroissement du ventre semble avoir coïncidé avec une chute faite par la malade.

épanchement liqüide intra-péritonéal développé rapidement autour de la tumeur primitive, alors qu'il n'avait jamais été constaté avant l'accident.

Enfin, dans deux cas sur lesquels j'appellerai particulièrement
l'attention, la *suppuration* envahit une énorme collection fibrokystique, une fois d'une façon tout à fait latente et sans aucun
symptôme spécial ; une autre fois, avec des phénomènes généraux
sérieux dont l'aggravation conduisit à une intervention d'urgence.

En résumé, j'ai opéré 6 cas de volumineuses tumeurs fibro
kystiques de l'utérus, dans lesquelles la partie liquide était tellement développée aux dépens de la partie solide qu'on pourrait
leur donner le nom de *kystes* de l'utérus, si on ne tenait pas
compte de l'origine primitive de la tumeur.

Ce faible nombre de cas recueillis depuis une dizaine d'années,
comparé à plusieurs centaines de fibromes de toutes variétés
observés dans ce même laps de temps, montre bien la rareté
relative de ces grandes transformations kystiques des fibromyomes.

N'ayant l'intention de parler ici que de ces volumineuses
tumeurs dans lesquelles la partie liquide s'accroît au point de modifier l'aspect ordinaire des tumeurs fibreuses de l'utérus, je laisse
de côté tous les cas beaucoup plus nombreux où l'on trouve soit
par l'examen, soit au moment de l'opération, soit à la coupe de la
tumeur, des cavités kystiques plus ou moins grandes, plus ou
moins importantes, englobées dans une masse dont l'ensemble
reste solide et conserve les caractères ordinaires du fibrome.

OBSERVATION I

Le premier cas que j'ai opéré remonte à 1887, et a été observé
chez la femme d'un confrère ; cette femme toujours bien portante,
âgée de 50 ans, ménopausée depuis deux ans, n'ayant pas eu d'enfant,
portait dans le ventre depuis plusieurs années une tumeur dure qui
s'accrut rapidement. Je trouvai une volumineuse tumeur remontant
jusqu'à l'épigastre, plus haute que large, vaguement fluctuante, paraissant indépendante de l'utérus qui ne semblait pas augmenté de volume,
mobile latéralement, peu douloureuse. Il existait en même temps un
volumineux papillome de la région ombilicale, avec quelques petites
végétations d'apparence papillaire au voisinage de la cicatrice. La paroi
abdominale sous-jacente paraissait saine dans la profondeur. Je pensai qu'il s'agissait d'un kyste de l'ovaire à parois épaisses, et je
n'établis aucune relation entre la tumeur abdominale et le papillome
pariétal que je considérais comme une coïncidence.

En faisant l'incision cutanée de la laparotomie, j'enlevai largement
la tumeur papillaire et toute la peau de la région sur laquelle elle re-

posait. L'ouverture du ventre me conduisit sur une volumineuse tumeur d'apparence charnue, beaucoup plus solide que liquide. Le trocart dut traverser environ un centimètre et demi de tissu ferme et résistant avant d'atteindre une collection d'environ 4 litres de liquide citrin, légèrement visqueux. Cette collection évacuée, la tumeur encore volumineuse, charnue, fut amenée à l'extérieur et facilement reconnue pour un volumineux fibrome inséré sur le bord droit de l'utérus auquel il était rattaché par un pédicule long de 2 centimètres environ, et de la grosseur d'un doigt ; l'ablation en fut facile après ligature à la soie du pédicule. Trois autres fibromes pédiculés de la grosseur d'une mandarine à celle d'un œuf de pigeon furent enlevés du bord et du fond de l'utérus. Les ovaires et les trompes parurent en bon état, et furent laissés en place. La guérison se fit sans aucun incident et d'une façon rapide.

Un an après, j'étais rappelé auprès de cette malade ; elle portait une ascite considérable, des masses volumineuses mamelonnées, disséminées dans l'abdomen, et avait considérablement maigri et changé. Deux ou trois ponctions furent pratiquées à intervalle de quelques mois pour satisfaire la malade, et ramenèrent toujours un liquide sanguinolent ; la mort arriva huit mois plus tard dans la cachexie la plus profonde.

Je n'accuse en rien les fibromes d'avoir donné lieu à cette généralisation abdominale maligne ; je crois qu'il s'est développé dans l'abdomen des tumeurs végétantes dont j'ignore le point de départ ; mais je ne puis me défendre de l'idée que les tumeurs d'apparence papillaire de la région ombilicale étaient déjà malignes, et n'ont pas été sans rapport avec les productions néoplasiques abdominales. Je rapporte ce fait sans y insister.

OBSERVATION II

Cette observation recueillie en 1890 dans mon service, par mon regretté interne Vigneron, est intitulée : « Fibrome kystique de l'utérus simulant un kyste de l'ovaire ; hystérectomie abdominale, guérison. »

Il s'agit d'une femme de 42 ans, multipare, toujours bien réglée, n'ayant remarqué une augmentation de volume de son ventre que depuis deux ans, et ayant commencé à souffrir au moment des règles de douleurs abdominales qui ont toujours été en augmentant, et depuis 5 à 6 mois nécessitent chaque mois deux à trois jours de repos au lit. Depuis un an, ces douleurs auraient encore augmenté à la suite d'une chute, et depuis cet accident le volume du ventre serait rapidement devenu plus considérable. L'amaigrissement et la pâleur se sont beaucoup prononcés depuis cette époque.

Le ventre est gros, mais très irrégulier, proéminent en avant, beaucoup plus développé à droite qu'à gauche, présentant sur le flanc droit une bosselure saillante comme surajoutée à la tumeur principale. La tumeur remplit tout le ventre et remonte jusqu'à la région sous-diaphragmatique ; elle est nettement fluctuante dans toute son étendue, avec sensation de flot facile à percevoir en tous les points, sinon sur la bosselure droite où elle est plus obscure.

Le toucher fait reconnaître un col normal, très élevé, les culs-de-sac libres ; les mouvements de la tumeur ne se transmettent pas au col.

En dehors du moment des règles, il n'y a pas de douleur ; la malade

n'est gênée [que par le volume de sa tumeur. On diagnostique : kyste de
l'ovaire volumineux, présentant en un point une portion solide multi-
loculaire.

La laparotomie (29 avril 1890) conduit sur une tumeur à parois blanchâtres, nacrées, sans adhérence au péritoine pariétal ; la ponction
donne issue à cinq litres d'un liquide couleur lie de vin. La partie
supérieure et antérieure de la tumeur présente des adhérences intimes
avec le grand épiploon ; son sommet est intimement uni avec le bord
convexe de l'estomac. Ces adhérences doivent être minutieusement
décollées à la spatule et à la compresse, après ligatures jetées sur plusieurs points. A gauche, la tumeur est adhérente à l'S iliaque, à droite
à l'appendice iléo-cæcal. Elle est attirée au dehors, incisée d'un coup
de bistouri qui donne encore issue à environ un litre de liquide héma-
tique ; on reconnaît alors qu'elle fait corps avec le fond de l'utérus et
l'on voit de chaque côté de cet organe les trompes et ovaires absolument sains.

Une ligature élastique est placée au-dessous de la tumeur, sur
l'utérus, immédiatement au-dessus de la vessie, au-dessous d'une
broche métallique qui traverse le pédicule. Celui-ci est sectionné au
bistouri ; la section n'ouvre pas la cavité utérine ; le fibrome s'est développé dans le tissu utérin hypertrophié formant le fond de l'utérus.
Traitement extra-péritonéal du pédicule.

La tumeur est développée aux dépens du fond de l'utérus ; elle est
fibromateuse ; absolument kystique dans les 9/10 de son étendue,
formée d'une seule poche en partie cloisonnée. La paroi de ce kyste est
très mince et a l'aspect d'un kyste ovarien. Ce n'est que dans sa partie
inférieure, vers le point d'insertion qu'elle s'épaissit, devient fibromateuse. Sa surface externe est nacrée, présentant des débris d'adhérences rompues ou sectionnées. La surface interne est très vasculaire,
rougeâtre et recouverte de nombreux caillots sanguins, dont quelques-
uns sont très volumineux, les uns anciens, blanchâtres, fibrineux, les
autres récents, noirs.

Les suites sont simples ; l'élimination du pédicule est assez lente ; la
malade sort deux mois après l'opération, le 2 juillet, complètement
remise.

OBSERVATION III

Fibrome kystique rompu ; épanchement énorme dans la cavité péritonéale ; hystérectomie abdominale ; guérison.

Mme T...; âgée de 46 ans, entrée à Cochin le 26 août 1892, est une
femme solide, bien constituée, ayant eu deux grossesses ; elle a commencé à constater une augmentation de volume de son ventre, il y a
2 ans, en même temps qu'elle éprouvait quelques légères douleurs.
Mais c'est surtout depuis un an que le volume du ventre est devenu
considérable. Actuellement, il est énorme ; au niveau de l'ombilic, la
circonférence = 1 m. 40 ; du pubis à l'ombilic la distance = 0,40 ; de
l'ombilic à l'appendice syphoïde elle atteint 0,36. Le ventre très volumineux est étalé au niveau des flancs, en ventre de batracien; la matité
et la fluctuation sont très appréciables ; on reconnaît facilement une
volumineuse ascite avec une tumeur sous-jacente. La cicatrice ombi-

licale est distendue par le liquide ; la paroi abdominale est infiltrée et
présente de l'œdème et de grosses varices lymphatiques.

Laparotomie, 4 mai 1892. L'incision du péritoine laisse écouler environ 10 litres de sérosité rougeâtre ; ce liquide évacué, on a sous les yeux
une poche du volume environ d'une grosse tête de fœtus, faisant partie
d'un gros fibrome sous-jacent ; sur la partie gauche de la poche existe
une déchirure ancienne de 7 à 8 centimètres de long en forme de fente ;
dans cette poche on trouve le même liquide que dans le péritoine. La
partie solide fibromateuse sous-jacente à la poche est du volume environ d'une tête d'adulte ; elle est largement implantée sur la face antérieure et sur le fond de l'utérus.

L'hystérectomie supra-vaginale après ligature élastique est pratiquée ; la pièce comprend en même temps les annexes des deux côtés ;
la trompe droite présente un hydro-salpinx du volume d'une mandarine.

Le pédicule mince, représenté par la portion sus-vaginale du col est
réduit dans l'abdomen, muni de son lien élastique. Les |suites opéra-
toires sont très simples. Dans les premiers jours de juin, un écoulement purulent assez abondant se fait par le vagin, sans aucun malaise
ni douleur ; la malade sort de l'hôpital le 25 juin et revient nous trouver
trois semaines après, nous apportant le tube de caoutchouc qui est sorti
du vagin le 14 juillet dans le liquide d'une injection (1).

Observation IV

Volumineux fibrome kystique ; poussées péritonéales récidivantes. Hystérectomie
abdominale supra-vaginale avec ligature élastique perdue, guérison (2).

Mme W..., 52 ans. Je suis appelée près de cette malade par le
Dr Hutinel qui la soigne depuis longtemps ; elle est atteinte d'un énorme
fibrome existant depuis 15 à 20 ans, ayant subi toute espèce de traite-
ments et ayant considérablement augmenté dans ces dernières années
et surtout dans ces derniers mois. En effet, la tumeur est devenue kystique et fluctuante dans sa partie supérieure ; elle remplit tout l'abdomen
et arrive jusqu'à l'épigastre. Depuis lors, Mme W... est tout à fait
malade, atteinte de péritonite subaiguë, avec vomissements, fièvre dénu-
trition générale, et production très appréciable d'une certaine quantité
d'ascite. Je suis appelé à voir cette malade au moment d'une nouvelle
poussée péritonéale, et malgré la gravité de l'opération, je n'hésite pas
à conseiller une intervention immédiate comme l'unique chance de
salut. C'est également l'avis de M. Hutinel.

Laparotomie le 28 mars 1892. Malgré le volume énorme de la tumeur
et après évacuation d'une certaine quantité de liquide par un gros
trocart, l'opération est simple. Le pédicule représenté par le corps
utérin est lié avec un gros fil de caoutchouc, comme à l'habitude, et
réduit dans l'abdomen. On évacue ainsi 4 à 5 litres d'ascite avec des
flocons fibrineux.

(1) Cette observation est rapportée dans la thèse du Dr Demantké (Paris,1897).
*De l'hystérectomie abdominale pour gros fibromes utérins, par le procédé
de la ligature élastique perdue,* p. 50, Observ. 4.
(2) *Ibid.* p. 61, Observ. 20,

Pas de drainage.

Les suites furent compliquées par la production d'une véritable hydrorrhée péritonéale, qui se prolongea longtemps et me fit croire au début à la production d'une fistule vésicale (1).

Après diverses péripéties, cette malade fut complètement guérie, au point qu'un an après son opération elle pouvait faire de la bicyclette avec ardeur.

Le fibrome contenait environ 3 litres de liquide sirupeux et la portion solide pesait 6 kil. 250 grammes.

Dans les deux cas suivants, le liquide des tumeurs kystiques de l'utérus avait subi la transformation *purulente* et était complètement *suppuré*.

La suppuration spontanée des fibromes kystiques, en dehors du traumatisme infectant d'une ponction, est un fait d'une rareté excessive. L'absence complète de communication de la poche kystique et de son contenu avec la cavité utérine semble la mettre parfaitement à l'abri de la contamination par les germes extérieurs. Cette suppuration n'a rien de commun avec les phénomènes d'infection qui peuvent se propager directement de la muqueuse utérine à un fibrome sous-muqueux ou à l'espèce de capsule dont il est plus ou moins enveloppé. Dans les cas que nous avons observés, la poche était séparée de la cavité utérine par une épaisseur considérable de tissu sain ; la masse fibromateuse était développée sur le fond de l'utérus hypertrophié et était éloignée de plusieurs centimètres de la cavité muqueuse.

Lebec, dans sa thèse, rapporte deux cas de tumeurs fibrokystiques *suppurées*. Une fois, la suppuration a été provoquée d'une manière évidente par une ponction faite dans la tumeur ; « la tumeur a été ponctionnée il y a cinq semaines ; on a retiré 8 litres d'un liquide clair et à la suite il y a eu une péritonite grave ». Au moment de l'opération, la tumeur est trouvée adhérente de tous les côtés aux anses intestinales, et la ponction donne un liquide complètement purulent. « En tirant sur la tumeur elle se déchire. La cavité du kyste ponctionné il y a cinq semaines est ouverte ; elle est complètement suppurée ; sa membrane interne est pulpeuse et couverte de fausses membranes. Des gaz à odeur infecte se dégagent. » L'intestin se trouve rompu au cours des manœuvres et la malade meurt rapidement de péritonite (p. 73).

Dans un autre cas (id. p. 96), il semble que la suppuration puisse être attribuée à l'emploi de l'électricité. Chez une malade présen-

---

(1) Ce fait est rapporté dans la communication de M. Monod, sur *l'hydrorrhée péritonéale* (Congrès de Chirurgie, 1896).

tant depuis longtemps une tumeur abdominale kystique de nature douteuse, le Dr Paquelin essaya, pour enrayer la tumeur, l'usage du courant induit. Il put constater pendant un mois que la tumeur restait immobile et dès que les courants ne furent plus appliqués, la tumeur se remit à grossir. En décembre 1892, la tumeur remontait jusqu'à l'épigastre, envahissant l'abdomen, couvrant les fosses iliaques, causant des douleurs lancinantes dans tout le ventre donnant des frissons, de la fièvre, des sueurs et de l'insomnie. Le Dr Paquelin pensa qu'il serait prudent d'intervenir. »

L'opération pratiquée par Péan démontra des adhérences étendues et solides de l'épiploon à la face antérieure de la tumeur; une ponction donne issue à trois à quatre litres de liquide purulent, séreux, assez semblable à du pus coloré par du sang, provenant d'une poche à parois épaisses d'environ deux centimètres. Le fibrome contenait en outre trois autres poches kystiques. La tumeur fut enlevée après ligature métallique, le pédicule fut fixé à l'intérieur. La malade était guérie au bout de 50 jours.

J'ai tendance à croire que l'électrisation n'a pas été étrangère à l'infection du fibrome et à la suppuration du liquide kystique; dans une de mes observations, la malade avait été également électrisée peu de temps après le début des accidents aigus ; en outre, elle avait subi un tamponnement vaginal destiné à modérer une métrorrhagie abondante. Ce tamponnement avait été laissé 36 heures en place, et c'est le soir même de son ablation que commençaient la fièvre et les accidents septiques qui devaient évoluer pendant plusieurs mois avant l'intervention.

Infection par l'électrode intra-utérine? Infection par ce tampon et par la rétention des secrétions intra-utérines ? Je ne saurais l'affirmer. En tout cas, il semble logique d'admettre une infection de la muqueuse utérine gagnant par les lymphatiques ou les vaisseaux sanguins le tissu utérin, la paroi kystique et le liquide peu vivant du kyste qui passe facilement à la virulence.

Au contraire, dans un autre cas (Observ. V), la cause de la suppuration fait complètement défaut. La malade n'a subi aucun traumatisme ni accidentel ni chirurgical ; sa santé générale est toujours restée bonne ; le pus n'est découvert que par hasard après incision de la tumeur kystique. Dans les deux cas, l'examen bactériologique du pus démontra qu'il était *stérile* ; il n'est donc pas douteux que les éléments microbiens qui avaient été les agents de la suppuration avaient perdu leur virulence. Néanmoins dans l'un des cas il y avait des accidents de septicémie grave, dus, peut-être en l'absence d'éléments microbiens, aux produits de décomposition du pus dont l'odeur était horriblement fétide.

Je dois, vu la rareté de ces faits, communiquer in *extenso* ces deux observations, dont les détails vaudront mieux que tous les commentaires.

OBSERVATION X

Volumineux fibrome kystique suppuré de l'utérus, hystérectémie abdominale supra-vaginale; mort de septicémie lente.

Mme M. âgée de 54 ans, m'est adressée par le professeur Bleynie de Limoges, pour une très volumineuse tumeur abdominale que la malade se connaît depuis 12 ans environ, et qui a considérablement grossi depuis 6 à 8 mois ; Mme M. est une femme petite, mais bien prise, bien portante, ayant eu deux grossesses, n'ayant jamais fait de maladie, n'étant nullement malade actuellement, mais seulement très gênée par le volume toujours croissant de sa tumeur. Celle-ci est énorme, remonte jusqu'à l'épigastre, emplit la fosse iliaque et fait bomber en avant le ventre qui retombe sur le pubis et la partie supérieure des cuisses. Elle est ferme, très tendue, vaguement fluctuante, recouverte par une paroi abdominale très grasse et très ferme. Le Dr Bleynie pense qu'il s'agit d'un fibrome, peut-être kystique ; j'ai tendance à croire qu'il s'agit d'un vieux kyste de l'ovaire à parois épaisses. L'utérus est haut situé et ne subit aucun déplacement par les très légers mouvements qu'on peut imprimer à la tumeur. Il n'y a aucun doute sur la nécessité de l'ablation de cette énorme tumeur par la laparotomie.

Opération le 22 juillet 1897. Après l'incision du péritoine il est facile de voir que la tumeur est un énorme fibrome développé sur le fond de l'utérus ; elle a un aspect rougeâtre, charnu, tout à fait caractéristique et se continue à plein tissu avec le fond de l'utérus augmenté environ d'un tiers de son volume. L'incision agrandie à un grand travers de main au-dessus de l'ombilic, le fibrome est harponné avec le tire-bouchon et facilement amené à l'extérieur; les ligaments larges sont coupés dans leur portion supérieure après ligature, et un lien élastique est placé sur le corps utérin, après section tranversale du péritoine et décollement facile de la vessie; le lien de caoutchouc se trouve placé sur la portion supra-vaginale du corps utérin en un point où il n'est guère plus gros que le pouce. Après ablation de la tumeur, ce pédicule est réduit dans l'abdomen après excision de la muqueuse utérine, thermo-cautérisation et suture au catgut des deux lèvres de la section utérine.

L'opération a été simple et facile. En coupant le fibrome pour l'examiner, le bistouri tombe dans une énorme cavité contenant un pus épais, verdâtre, bien lié, sans aucune odeur et dont la quantité est de 7 litres. La paroi qui renferme le liquide a l'apparence du tissu utérin, fibromateux; elle est épaisse de 3 à 4 centimètres, assez épaisse pour que le tire-bouchon ait pu se ficher dans son tissu sans pénétrer dans la cavité purulente, de sorte que la tumeur a été enlevée en totalité, dans l'idée qu'il s'agissait d'une tumeur entièrement solide. A la partie inférieure, le tissu de la tumeur fibreuse se continue sans interruption avec le tissu du fond de l'utérus, sans ligne de démarcation apparente.

Dès les premiers jours qui suivirent, malgré la conservation d'un état général excellent, sans douleur de ventre, sans réaction péritonéale, sans altération des traits, la température monte à 38° 5 le soir, pour ne plus jamais revenir à la normale.

A partir du 2 août, 10 jours après l'opération, tout le corps est couvert d'une éruption acnéiforme, presque confluente.

Le 6 on constate et on incise un abcès sous-cutané diffus de la fesse droite.

Le 7 apparaissent des furoncles en diverses régions des fesses et du dos ; les jours suivants, la température augmente, le pouls devient très fréquent à 120 en moyenne et l'auscultation fait constater un souffle cardiaque systolique. En outre, il existe depuis quelques jours déjà une diarrhée fétide et abondante.

Le 12, il se produit un nouvel abcès de la fesse, avec apparence d'anthrax et gangrène du tissu cellulaire ; le 14, on constate un autre abcès volumineux au niveau du grand trochanter droit et un autre de la largeur de la main dans la fosse sous-épineuse droite. Ces abcès ont une apparence absolument spéciale ; la peau n'est pas soulevée, elle ne fait aucun relief ; mais, rouge sombre, violacée, elle se perce rapidement, de nombreux pertuis donnant issue à des bourbillons.

La plupart des boutons acnéiformes développés sur la peau deviennent autant de petits furoncles.

De nouveaux abcès se produisent dans la région deltoïdienne droite et inter-scapulaire et en dépit des bains froids, des injections de sérum, des pansements antiseptiques, des toniques de tout ordre, la malade succomba lentement sans agonie le 4 septembre, près de 6 semaines après l'opération.

L'examen bactériologique du pus retiré du fibrome démontre que ce pus était stérile et ne donna lieu à aucune espèce de culture.

Le pus retiré des abcès renfermait le streptocoque en quantité considérable.

OBSERVATION VI.

Volumineux fibrome kystique suppuré : hecticité ; hystérectomie abdominale supravaginale avec ligature élastique perdue. Guérison complète.

Mme L. L., 44 ans, a été soignée depuis 7 ans pour un fibrome utérin par l'électricité ; elle a subi tous les ans un traitement électrique de 2 mois. Ce fibrome n'a jamais déterminé ni douleurs ni hémorrhagies : il n'a été cause au début que d'une certaine gêne abdominale: cette dame a eu deux grossesses il y a 18 et 20 ans et a accouché normalement. Il s'est produit une perte sanguine pour la première fois au moment des règles de juin et une deuxième au moment de celles de juillet (le 18); quelque temps auparavant, dans l'intervalle des pertes, un médecin en province a fait quelques séances d'électrisation intra-utérine à haute intensité et au moment de la perte de juillet il a pratiqué un tamponnement vaginal qui a été laissé en place pendant 36 heures. Au moment de l'ablation de ce tamponnement, la malade a été prise d'une fièvre assez violente qui, depuis ce moment, ne l'a jamais quittée ; la température régulièrement prise a été, à partir

de ce moment, élevée à 39° le soir et 37°7 ou 37°9, le matin ; cependant,
la malade n'était pas arrêtée, elle était seulement fatiguée, et au 5 août
elle pouvait aller du Mans dans la Touraine, où elle passa les mois d'août
et septembre ; ce n'est qu'il y a une vingtaine de jours qu'elle com-
mença à souffrir du ventre et à s'apercevoir qu'il augmentait de volume ;
un peu inquiète, et sur le conseil de divers médecins, elle vint à Paris
pour me consulter. Le 1er octobre 1897, après avoir fait diverses courses
en voiture, elle fut prise dans la nuit du 1 au 2 de violentes
douleurs abdominales, en même temps qu'il se faisait une augmentation du ventre, un développement de tympanisme et que l'état général
devenait rapidement mauvais ; le pouls prenait une fréquence extrême
et arrivait à battre dans les 160 à 180, pouvant à peine être compté et
perçu. Je suis appelé à voir la malade le 7 octobre au soir.

La malade est extrêmement amaigrie, d'une pâleur de cire, avec de
l'œdème aux malléoles, à la partie interne des cuisses et à la grande
lèvre droite ; le pouls est petit, incomptable, d'une fréquence extraor-
dinaire. Il n'y a pas de dyspnée ; l'intelligence est parfaite ; les douleurs
sont très modérées. Depuis 7 jours, l'inappétence est absolue ; la langue
a une tendance à être sèche et vernissée ; dans les temps qui précé-
daient, en dépit de la fièvre, la malade mangeait avec assez d'appétit.

Le ventre est extrêmement développé ; il y a dans la région épigastrique et sus-ombilicale un tympanisme énorme qui arrive jusqu'à
l'épigastre et tout le reste du ventre, les flancs, l'hypogastre sont dis-
tendus et paraissent absolument pleins. Toute la partie épigastrique
présente une sonorité tympanique ; il y a de la sonorité également dans
le flanc droit et la fosse iliaque droite ; tout le reste du ventre est mat.
Dans toute la partie mate, il existe une fluctuation profonde, mal
marquée, comme dans une poche très tendue ; à la percussion par chi-
quenaude, il y a un frémissement ondulatoire moins marqué que dans
l'ascite ; l'ombilic n'est pas repoussé ; la paroi abdominale est intacte,
il n'y a qu'un peu d'œdème dans la région sus-pubienne. La malade
urine facilement en petite quantité ; il y a une constipation très marquée
avec des matières dures dans le rectum. Depuis le début des accidents
au 1er octobre la malade a eu chaque jour une piqûre de sérum de 300 à
400 grammes.

Il n'est pas douteux qu'il y a dans cet abdomen une abondante collection purulente, dont le siège exact est difficile à préciser ; j'émets
l'hypothèse d'un kyste de l'ovaire suppuré sous l'influence de l'électricité et du tamponnement ou d'une vaste péritonite enkystée à pneu-
monocoques. Je pense que le fibrome a bien pu simuler un kyste qui,
actuellement, serait suppuré. En tout cas, l'indication est formelle de
faire la laparotomie, et de se comporter suivant les circonstances. La
malade est transportée sans encombre à la maison de santé de la rue
Blomet, le vendredi 8 ; elle reçoit le 9 au matin un lavement purgatif
et est préparée à l'opération.

Laparotomie de 9 à 11 heures (Docteurs Chélon, Billod, Chaillou).

L'incision conduit dans un péritoine sain, et mène sur une énorme
tumeur d'apparence charnue en bas, blanchâtre et cartilagineuse
en haut qui remplit tout l'abdomen. Il est facile de se convaincre de
suite qu'il s'agit d'une énorme tumeur fibreuse devenue kystique.
Une ponction avec aspiration donne issue à environ un litre 1/2 de pus

grisâtre, horriblement fétide, d'odeur fécaloïde; l'écoulement s'arrête sans que la poche soit sensiblement réduite ; le trocart est bouché par un bouchon fibrineux, imbibé de pus; il est retiré et la tumeur est un peu amenée hors du ventre. Pour cela, il est nécessaire de détacher à sa partie antérieure et supérieure de larges adhérences épiploïques qui sont saisies entre des pinces en T, et immédiatement liées au catgut n° 8. Puis, de suite, dans une manœuvre pourtant très modérée de traction, la poche se rompt largement hors du ventre, et la rupture donne lieu à une véritable inondation de pus fétide dont la quantité n'est pas moindre de 7 à 8 litres ; il ne s'écoule un peu de pus dans le ventre qu'en avant, derrière le pubis où il est éponge, lavé et touché au sublimé au 1/1000 ; le reste du ventre n'est pas souillé. La poche entière peut alors être amenée à l'extérieur, et il est facile de constater qu'elle est développée sur le fond de l'utérus qu'elle coiffe d'une énorme calotte et qui, au-dessous d'elle, a son volume normal.

Le seul parti à prendre est de faire l'hystérectomie abdominale : ligature et section des ligaments larges ; décollement de la vessie par un lambeau péritonéal antérieur; isolement du corps utérin ; application de deux tours d'un tube d'un caoutchouc plein au-dessus de l'insertion vaginale ; section transversale du corps utérin; abrasion de la muqueuse utérine au bistouri et thermo-cautérisation soignée, réduction du moignon saupoudré d'une légère couche d'iodoforme. Le ligament large droit qui suinte un peu au niveau de sa tranche de décollement est fermé par la suture au catgut. Le cul-de-sac péritonéal antérieur où avait été répandu le pus est soigneusement essuyé et reçoit un drain placé derrière la symphyse; un autre gros drain est placé dans le cul-de-sac péritonéal postérieur derrière le moignon utérin. Le péritoine sécrète en grande abondance de la sérosité teintée par le sang et il me paraît dangereux de refermer le ventre sans drainage.

Suture de la paroi à deux étages, sauf au niveau des drains ; un crin de Florence d'attente à ce niveau.

Toute l'opération qui s'est faite sans accident, a duré une heure, pansement compris. La malade a bien supporté le chloroforme, malgré la petitesse et la rapidité de son pouls.

11. Suites meilleures qu'on n'aurait pu l'espérer. Les drains ont donné de la sérosité légèrement rosée en quantité considérable, la pression ne fait plus rien sourdre de l'abdomen, les drains sont retirés et une petite mèche de gaze iodoformée est mise dans le trajet à 2 cent., environ de profondeur pour laisser une issue facile aux liquides de l'abdomen.

12. La mèche de gaze est retirée et la plaie est fermée avec le crin de Florence d'attente.

15. Depuis l'opération, la température oscille toujours entre 38° et 38°6 ou 38°7 ; l'état général est excellent; il n'y a ni douleur de ventre, ni vomissement; il y a seulement tendance à la diarrhée et à la desquamation de la langue. La grande lèvre et les membres inférieurs ont perdu leur œdème, du moins en grande partie.

Le pansement défait, le ventre est ballonné, légèrement tendu dans la région ombilicale, un peu douloureux à la pression dans la fosse iliaque gauche. La ligne de réunion est désunie à sa partie inférieure, au niveau du fil d'attente, et il s'écoule de suite 80 à 100 grammes de sérosité péritonéale, limpide, claire, sans tendance à la suppuration,

Un drain de 10 cent. environ de long est posé dans l'abdomen et donne issue à ce liquide.

Il s'agit manifestement d'une sécrétion péritonéale exagérée que sa quantité rend impossible à résorber, c'est à mon avis le premier stade de l'hydrorrhée péritonéale que j'ai observée plusieurs fois et qui a été bien décrite par M. Monod.

Dans les jours qui suivirent, cette secrétion diminua peu à peu et fut tarie en très peu de temps.

La réunion immédiate fut obtenue à la levée des fils et la petite plaie par laquelle passait le drain se cicatrisa dans le même temps.

Jamais, malgré la gravité de son état au moment de l'opération, cette malade ne nous inspira de crainte.

L'œdème des membres inférieurs et des grandes lèvres disparut quelques jours après l'opération.

L'état général devint rapidement bon.

Vers le seizième jour, il se produisit à l'avant-bras droit, prés du pli du coude, une petite tuméfaction inflammatoire qui ressembla à de la phlébite avec périphlébite au niveau d'une des veines radiales. Cette petite complication, qui ne s'accompagna même pas de fièvre, se termina par résolution

La malade quitta la maison de santé en parfait état le 21 novembre pour se rendre dans le Midi; elle circulait depuis plus de 15 jours et personne en la voyant n'aurait pu reconnaître la moribonde qu'elle était au moment de l'intervention.

Il n'y eut jamais aucune douleur abdominale, ni aucune sécrétion vaginale.

Dans les jours qui suivirent l'opération et dès le lendemain, le pouls qui était à 140-160, presque incomptable, se ralentit pour tomber rapidement à 120 et à 100, puis à 92. Cette tachycardie était évidemment d'origine infectieuse. Il en fut de même d'une petite toux sèche qui durait depuis longtemps et disparut après l'opération.

L'examen bactériologique du pus, fait de suite après l'opération, démontre que ce pus est stérile et ne donne lieu à aucune culture.

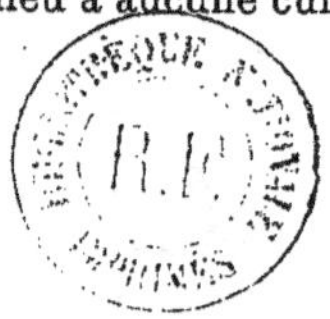